AF297995

NOTICE

SUR LA

CARIE DENTAIRE

ET SUR L'EMPLOI

D'UNE PATE ALUMINEUSE ÉTHÉRÉE,

PROPRE A EN ARRÊTER LES PROGRÈS ET A LA GUÉRIR, SANS AVOIR RECOURS A L'EXTRACTION DES DENTS CARIÉES.

Par J. LEFOULON,

Chirurgien-Dentiste.

PRIX : 1 FR.

A PARIS,

CHEZ GERMER-BALLIÈRE, ÉDITEUR, 13, RUE DE L'ÉCOLE-DE-MÉDECINE.

AU BUREAU

DE LA REVUE DES ARTS ET DE L'INDUSTRIE, 33, RUE COQUILLIÈRE.

NOTICE

SUR

LA CARIE DENTAIRE

ET SUR L'EMPLOI

D'UNE PATE ALUMINEUSE-ÉTHÉRÉE,

PROPRE A EN ARRÊTER LES PROGRÈS ET A LA GUÉRIR, SANS AVOIR
RECOURS A L'EXTRACTION DES DENTS CARIÉES.

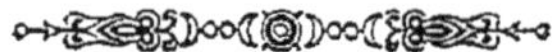

La carie des dents est presque toujours le résultat de l'inflammation de l'organe cellulo-vasculaire et nerveux qu'elles renferment dans leur cavité, et que l'on nomme pulpe dentaire. Il est rare, en effet, qu'une dent soit spontanément atteinte de carie; des phénomènes d'irritation précèdent l'invasion de cette maladie, qui diffère de la nécrose en ce que cette dernière affection peut se manifester subitement. Dans la carie, il y a vice de nutrition de la partie osseuse, causé par l'inflammation de la pulpe; dans la nécrose, il y a dessèchement de cet organe, mort de la dent.

Une dent menacée de carie cause une sensation douloureuse et inaccoutumée. Le froid, le chaud, la pression de corps durs ramènent cette sensation. D'abord légère et durant peu, elle passe en quelque sorte inaperçue; mais chaque jour elle augmente d'intensité, se change en une véritable douleur; d'intermittente qu'elle était, elle devient continue, ou elle reparaît à des intervalles peu éloignés les uns des autres. Ce n'est encore qu'un faible degré d'irritation, et pour ainsi dire un germe d'irritation qui grandit, se développe, sous l'influence de causes stimulantes, revêt enfin les caractères d'une inflammation aiguë.

D'où vient que la douleur ressentie est alors si vive et si incessante? Le voici : toutes les fois qu'un organe vasculaire et nerveux, renfermé de toutes parts dans une cavité osseuse, s'enflamme, il rougit, se gonfle et acquiert plus de chaleur, plus de sensibilité et fait éprouver une douleur d'autant plus forte qu'il est plus étroitement emprisonné. S'il pouvait s'étendre, s'épanouir, les nerfs qui l'animent seraient à l'aise, la douleur quoique vive, n'aurait ni cette acuité, ni cette violence que causent l'incarcération qui le gêne et l'étranglement qui l'opprime. C'est pour cette raison que l'inflammation de la pulpe des dents est caractérisée par une douleur si aiguë et si atroce, que le malade, dans son désespoir, ne trouve pour peindre sa souffrance que l'expression à la fois vraie et énergique de *rage de dents*.

A la douleur se joignent bientôt la tuméfaction des gencives, l'exaltation de leur sensibilité, le gonflement de la joue. Il se forme une tumeur qui s'étend sur l'un des côtés de la mâchoire, sans changement de couleur à la peau, sans signes extérieurs d'inflammation, si ce n'est l'élévation de la température et la tuméfaction de la partie; ou bien la tumeur s'élève, rougit, est accompagnée de battemens douloureux qui retentissent dans la tête; la fièvre s'allume, le délire se prononce, des sympathies morbides s'exercent, et l'organisme troublé semble partager la souffrance de la pulpe dentaire. Dans le premier cas, la fluxion, c'est ainsi qu'on la nomme, en se propageant quelquefois assez loin, dissémine cependant l'irritation; elle apaise la douleur primitive et fait taire la rage de dents. Dans le second cas, au contraire, une gastrite avec réaction sur le cerveau vient augmenter la gravité du mal; un abcès se forme dans les gencives ou dans l'épaisseur des joues, et s'il arrive à l'extérieur, il y laisse des cicatrices ineffaçables.

Pendant le temps que dure la fluxion, le malade est obligé de garder le repos, d'éviter le froid qui pourrait produire une dangereuse délitescence, de garnir la mâchoire d'un cataplasme tiède et pulpeux, fait avec les farines d'orge, de graine de lin et de riz, cuites dans une décoction de racines de guimauve et de têtes de pavots. Les alimens les plus doux, les plus légers, lui sont donnés; souvent une diète rigoureuse lui est imposée ; quelquefois il faut ouvrir la veine, quand l'inflammation est accompagnée d'un violent mal de tête ; on doit entretenir la liberté du ventre, faire quelques révulsions aux extrémités inférieures, au moyen des bains de pieds un peu irritans, mais de courte durée.

D'autres emploient des moyens stimulans qui provoquent une excitation passagère des glandes buccales et salivaires, en augmentant la sécrétion du mucus et de la salive : ces médicamens stimulans sont presque toujours nuisibles ; ils paraissent calmer la souffrance, ou plutôt ils l'assoupissent ; mais ce calme trompeur ne dure qu'un moment : la douleur se réveille bientôt plus violente, et nous montre combien est vain l'espoir de ceux qui prétendent la combattre avec de pareils moyens. Au contraire, nous approuvons les dentistes qui conseillent l'application des sangsues sur les gencives et à la base de la mâchoire. Nous avons très-souvent recours à cette saignée locale, et l'expérience, d'accord avec la raison, nous prouve chaque jour l'efficacité de cette méthode.

Quand l'inflammation menace de produire un abcès, qu'elle s'est étendue à des organes utiles à la vie, un dentiste prudent sollicite les conseils du médecin ordinaire du malade ; il laisse à ses mains habiles le soin de détruire un mal si redoutable.

L'inflammation de la pulpe dentaire, ou même

les prodromes dont nous avons parlé, doivent inspirer quelque crainte à celui qui l'a ressentie ; elle a disposé les dents à la carie interne. En effet, on s'aperçoit bientôt que leur couleur est altérée, que des taches s'y sont formées, que l'émail en est terni. Un air froid, une trop grande chaleur, un corps dur présenté sous la dent, des émotions vives de l'âme, excitent l'inflammation de la pulpe ; la cause la plus légère la fait reparaître. Les douleurs sont plus rapprochées, plus violentes, plus durables ; les parois de la dent montrent dans quelques points une transparence insolite ; l'émail, qui n'est plus soutenu, s'écaille et cède à l'extension forcée qu'il a éprouvée ; il apparaît une tache noirâtre ; les parties osseuses qu'elle envahit s'usent, et laissent un trou qui gagne en étendue, à mesure que l'absorption dévore le tissu malade : la dent est alors cariée.

C'est alors aussi que les fluxions deviennent plus fréquentes, que les douleurs se font sentir avec une nouvelle intensité ; l'air, les boissons, les alimens s'introduisant dans la cavité dentaire, frappent continuellement cette pulpe qui n'est plus protégée, et qui est incessamment irritée.

Quand la fluxion est dissipée, que la douleur de dent reste seule, que faut-il faire ? Faut-il plomber toutes les dents cariées ? Faut-il employer des escarrotiques et des huiles essentielles irritantes pour détruire la pulpe ? Faut-il brûler le

nerf avec un fer rouge ou l'inciser avec un instru-
ment tranchant? Faut-il enfin arracher toutes les
dents cariées? Nous allons nous occuper de ces
questions.

Avant de remplir la cavité dentaire avec des la-
melles de plomb, d'or ou d'un métal fusible, n'est-il
pas rationnel d'attendre que la pulpe ne soit plus
douloureuse, que la carie soit arrêtée ou détruite?
Si on négligeait ces préceptes, l'organe malade ne
serait-il pas continuellement irrité par la présence
du corps étranger? Dans ce cas, le dentiste mal
habile serait forcé de défaire l'ouvrage qu'il aurait
fait si inconsidérément. La carie, loin de s'arrêter,
ferait des progrès plus rapides que si l'opération
n'eût pas été pratiquée. Les accidens les plus
graves pourraient être le résultat de l'oubli des
principes d'une saine physiologie.

Les caustiques, les huiles essentielles et tous
les liquides irritans, ont une action qui s'étend
au-delà de la partie sur laquelle on les applique.
Employés avec trop de réserve, ils exaltent la douleur au lieu de l'apaiser; à trop forte dose, non-
seulement ils attaquent la dent cariée, mais aussi
l'alvéole, les gencives et les parois de la bouche.
Leur action est si violente, que le malade doit
être heureux d'en être quitte pour la perte de
quelques dents saines qui, avec la dent cariée,
tombent en écailles, frappées par la même cause
mortifère.

Il est plus facile de limiter l'action du fer et du feu; mais ces moyens ont aussi de graves inconvéniens : ils font courir au malade les chances les plus dangereuses. Puisque nous connaissons des remèdes plus doux et aussi certains que ces moyens extrêmes, il nous semble que lorsque cela est possible, il faut renoncer au fer et au feu auxquels beaucoup de malades répugnent de s'abandonner.

La créosote employée depuis fort peu de temps, doit être rangée dans la classe des médicamens caustiques. On a fait quelque bruit de ses prétendus succès; mais il en sera de la carie des dents comme de toutes les maladies contre lesquelles l'ont préconisée plusieurs médecins amis du merveilleux et de la nouveauté.

Extraire toutes les dents cariées, c'est ôter le mal en débarrassant le malade de l'organe qui le produit. Mais en suivant cette pratique, le dentiste au lieu de s'élever à la hauteur de sa mission qui est essentiellement conservatrice, ne descend-il pas au rôle ignoble d'arracheur de dents?

Toutes les fois qu'il a l'espoir d'arrêter la carie, il doit préférer à l'évulsion les moyens qui sont propres à atteindre ce but si désirable.

D'après ce qui précède, on a pu voir que jusqu'à ce jour on n'a employé que des moyens incertains, infidèles et souvent dangereux pour arrêter la carie dentaire. Notre opinion est fondée

BIBLIOTHÈQUE NATIONALE

sur les expérimentations nombreuses que nous avons faites, afin de nous assurer de la valeur de ceux que nos confrères ont mis en usage, et nous devons à la vérité de déclarer que nous avons presque toujours été trompé dans notre attente. Cependant, il nous semblait qu'on pourrait un jour trouver un médicament qui eût la double propriété de calmer la douleur, et d'arrêter en peu de temps la carie dentaire.

Après une longue suite d'essais répétés avec tout le soin dont nous sommes capable, nous avons enfin trouvé ce moyen simple et certain d'arrêter la carie des dents et de dissiper spontanément et sans retour la douleur qui l'accompagne : c'est l'application d'une pâte alumineuse-éthérée dans l'intérieur de la dent et sur les parties atteintes de carie. Il semble que cette pâte n'a d'action que sur les portions malades, elle n'agit pas sur les parties qui sont restées saines; nous pourrions presque dire qu'elle les respecte. Après son emploi, le tissu de la dent est plus solide qu'il ne l'était auparavant; la gencive se raffermit, elle reprend sa vigueur première et la bouche sa fraîcheur accoutumée. Portée sur les dents voisines de celle qui est malade, notre pâte n'y produit aucune altération, et n'en laisse point par la suite, comme le font presque tous les moyens irritans dont on vante les merveilleux effets dans les officines de quelques pharmaciens.

Depuis la découverte de la pâte alumineuse-éthérée, nous avons renoncé à tous les moyens qui sont employés : nous ne croyons pas exagérer sa vertu, en disant qu'elle ne nous a *jamais fait défaut.* Aussi, un très-grand nombre de personnes lui doivent la conservation de dents que nous eussions extraites, si la pâte alumineuse-éthérée n'eût pas existé.

Il y a neuf ans que nous l'employons avec des succès si nombreux, si constans et si durables, que nous ne craignons pas d'avancer que bientôt on guérira par ce moyen toutes les dents cariées et qu'on renoncera à leur extraction. Sans doute, il y aura toujours des cas qui nécessiteront cette opération, mais ces cas seront rares, si on emploie de bonne heure la pâte alumineuse-éthérée, et si l'on n'attend pas que la carie ait détruit presque tout le tissu de la dent malade.

Cette pâte n'a aucun des inconvéniens que nous avons reprochés aux anciens moyens ; elle présente dans son action tous les avantages que l'on peut désirer et qu'on avait vainement cherché à obtenir.

Nous ne reviendrons pas ici sur les services qu'elle nous a rendus dans le traitement de difformités dentaires, et nous renvoyons ceux de nos lecteurs qui voudraient en prendre connaissance à notre travail sur l'*Orthopédie dentaire*, inséré dans *la Gazette des hôpitaux* du mois de mars 1839.

Nous engageons nos confrères à répéter nos expériences. Nous devons néanmoins les avertir que la fabrication de notre pâte, quoique simple, demande une certaine habitude que nous n'avons acquise que par des tâtonnemens et des essais fréquemment répétés et qui sont devenus la source de notre expérience dans sa manipulation. Aussi, nous sommes peu surpris des infructueuses tentatives qu'on a faites pour imiter notre pâte alumineuse-éthérée, et des insuccès qu'on a eus en se servant de pâte mal préparée. Nos imitateurs apprendront sans doute avec plaisir qu'un grand nombre de personnes atteintes de carie dentaire et auxquelles ils avaient appliqué *de leur pâte* sans succès, ont été complètement guéries *chez nous avec la nôtre.*

Nous devons aussi prévenir nos confrères que son application exige quelques précautions que nous nous croyons dispensé de leur indiquer, n'ayant pas la prétention d'instruire, dans les élémens de l'art, des hommes plus savans et plus habiles que nous le sommes nous-même.

Nous croyons encore utile, dans l'intérêt de nos lecteurs, de leur signaler, en terminant cette notice, les graves inconvéniens produits sur la dentition par l'action du *tartre* ou acidule tartreux qui envahit trop souvent les dents et les gencives.

On sait que cette matière calcaire qui n'est d'abord qu'un corps mou, sans consistance, se durcit avec le temps, devient inhérente à la dent, et si on néglige d'en enlever avec le plus grand soin les premières couches à l'aide de la brosse, en faisant saigner les gencives déjà enflammées, le tartre se fixe au collet de la dent, se durcit et s'insinue entre

elle et la gencive au point d'en détruire l'adhé-
rence. Surexcitée, la gencive devient alors plus
sensible; elle saigne, s'ulcère, et souvent laisse une
partie de la dent à découvert. D'autres fois, au
contraire, par l'effet de l'inflammation, elle se
gonfle, recouvre une partie de la dent, et souvent
même s'élève au-dessus d'elle. Dans ces deux cas,
dans le second surtout, la gencive est molle, gon-
flée et comme spongieuse.

Souvent aussi l'alvéole est atteint par l'inflammation et l'ulcération de la partie qui le recouvre.
Malheur à qui, peu soucieux de la conservation de
sa bouche, laisse tomber ses dents en un si déplo-
rable état! Privées de leur appui, elles vacillent,
et cette vacillation inévitable irrite les parties
molles qui remplissent leurs cavités; elle augmente
non-seulement l'irritation, mais encore l'inflammation des gencives et des alvéoles, et finit presque toujours par produire sur le système dentaire
des douleurs et des ravages dont la péripétie na-
turelle est ordinairement l'extraction des dents
attaquées, lorsque l'on n'a pas recours à une main
habile pour enlever cette concrétion.

Mais à cette cruelle nécessité, nous le procla-
mons hautement, la découverte de la pâte alumineuse-éthérée oppose un remède efficace. Notre
expérience nous en a donné la conviction intime,
et cette conviction, nous sommes heureux de le
dire ici, se fortifie tous les jours par l'application
que nous faisons de ce remède aux fâcheux accidens produits par le tartre.

Cette notice, composée dans un but louable, puisqu'elle doit servir à répandre l'usage d'un moyen utile à la santé publique, va sans doute soulever contre nous des critiques amères : on criera au charlatanisme.

Mais est-on charlatan, quand la conscience oblige à dire qu'on a été plus heureux que ses confrères? quand on publie le résultat de ses observations et qu'on annonce quelques succès? quand on appelle l'attention des gens de l'art sur un moyen efficace qui doit faire éviter aux malades d'atroces douleurs et la perte d'organes précieux? Est-on charlatan ou avide, quand on conserve les dents, et qu'on s'ôte, en le faisant, l'avantage de les remplacer par des *pièces artificielles payées au poids de l'or?* Qu'on y prenne garde; le public intéressé et juge dans ce débat, pourrait bien voir percer un intérêt personnel et toujours blâmable, à travers des critiques injustes et par conséquent mal fondées.

BIBLIOTHEQUE ROYALE

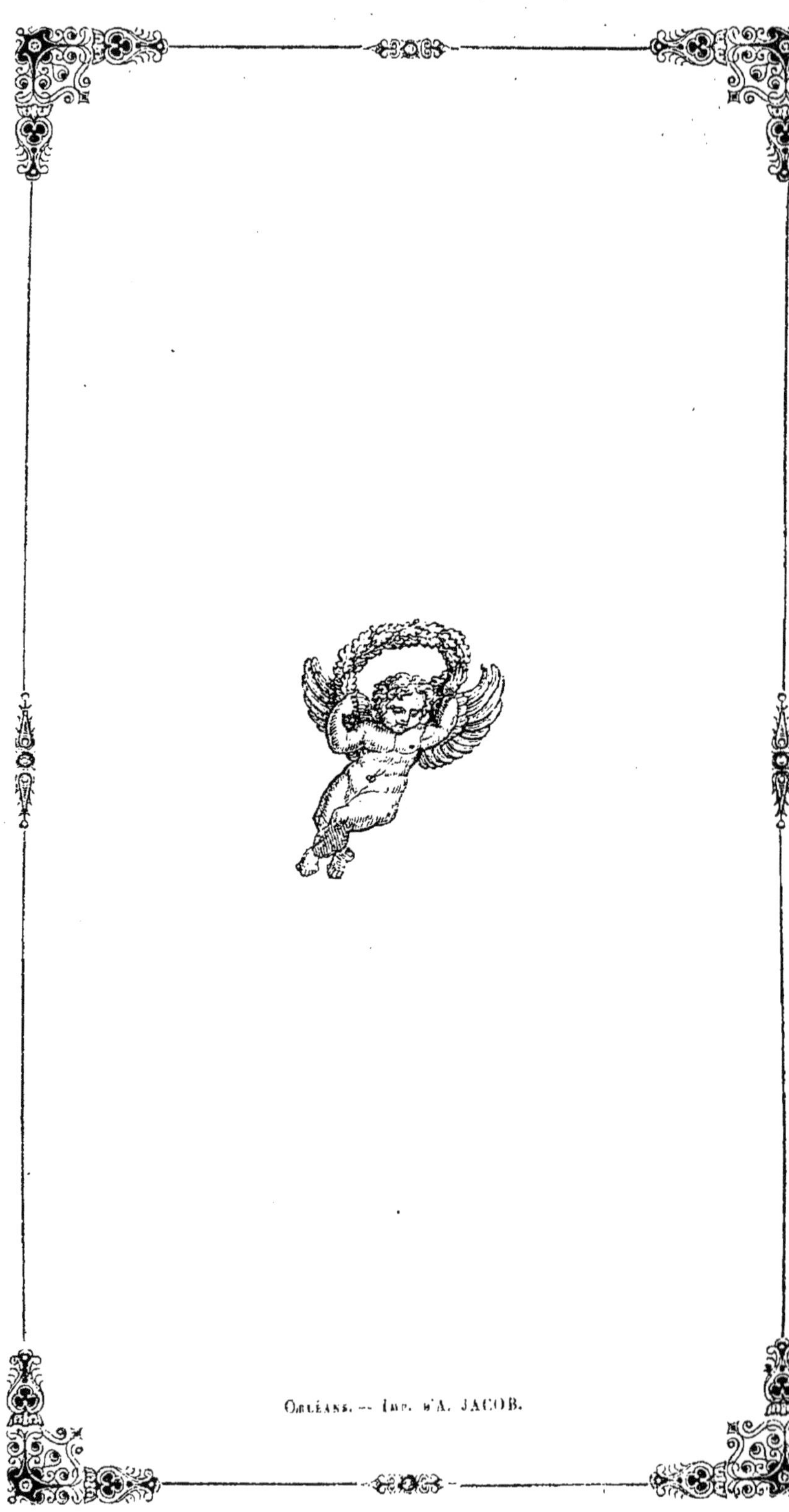

ORLÉANS. — IMP. DE A. JACOB.

www.ingramcontent.com/pod-product-compliance
Ingram Content Group UK Ltd.
Pitfield, Milton Keynes, MK11 3LW, UK
UKHW022300070726
13613UKWH00005B/2405

9 782019 284855